www.ingramcontent.com/pod-product-compliance
Lightning Source LLC
Chambersburg PA
CBHW051320220526
45468CB00004B/1432
9781795370172